Stiévenart

HISTOIRE MEDICALE DES PESTES

A VALENCIENNES.

. . . . *dilapsa liquescunt,*
Afflatuque nocent, et agunt contagia latè.
(Ovide.)

Aujourd'hui que la civilisation et l'hygiène, ces deux anges tutélaires de la société, ont éclairé le monde de leur divin flambeau, des épidémies meurtrières ne déciment plus comme jadis les populations... et à l'exception de quelques pays chauds où des causes actives et inhérentes aux diverses localités que le terrible fléau désole presqu'annuellement, l'histoire seule nous rappellerait toutes les cruelles calamités qui ont affligé nos ancêtres. La distance, a dit Buffon, est comme le passé, et si le choléra asiatique n'était venu, il y a quelque temps, se répandre sur toute la surface du globe, et ravager les populations tremblantes, la peste ne serait plus pour nous qu'un objet de souvenir; mais cette terrible catastrophe nous rappella les affreuses perplexités auxquelles furent si fréquemment soumis les siècles passés, nous détermina à écrire sommairement toutes ces désastreuses époques et à analyser les différentes causes qui leur avaient donné naissance.

La vie n'est qu'une lutte incessante de l'organisation contre les agents physiques toujours prêts à l'écraser; aussi les problêmes si complexes que le médecin consciencieux se propose de résoudre, changent de nature et de physionomie dans les divers pays et dans les différents âges. On conçoit en effet qu'une maladie épidémique se développant aux tropiques, doit recevoir quelque modification, si elle est transportée dans quelques régions du Nord. La constitution atmosphérique est loin d'être la même, et les principes morbifiques ne doivent point agir d'une manière tout à fait identique sur des organisations si essentiellement différentes; car on comprend que les causes actives des épidémies se trouvant spécialement dans une constitution particulière de l'atmosphère, doivent apporter une modification sympathique ou autre, selon les différents degrés de température, d'humidité, etc., etc. C'est là du reste une vérité si généralement sentie, que nous croyons inutile de nous y arrêter davantage.

Mais comment débrouiller les phases si critiques des épidémies, puisque les écrivains relatent à peine les diverses époques et le nombre approximatif des décès? comme si l'histoire physiologique de l'homme offrait moins d'intérêt que son histoire politique. C'est là un malheur que nous déplorons, et qui rendra certainement notre tâche beaucoup plus difficile ; nous croyons pourtant que malgré tous ces obstacles, nos recherches n'auront pas été complètement stériles, et que nous aurons atteint en partie le but de tous nos efforts.

Mais avant d'entrer dans des détails si compliqués et pour ne pas jeter de confusion dans la variété des matériaux relatifs à ces affections qui ont jadis désolé nos contrées, il est nécessaire d'établir des divisions, des catégories qui faciliteront, pour nous comme pour ceux qui voudraient nous lire, l'étude d'un sujet si obscur et si étendu. Nous donnerons d'abord un tableau très sommaire des diverses époques de la peste, qui a jadis désolé Valenciennes; nous tracerons ensuite succinctement l'esquisse topographique et hygiénique de cette ville, puis nous étudierons autant que possible, les diverses causes qui donnaient si fréquemment naissance à cette maladie, ses différents caractères, les moyens prophylactiques et curatifs employés par nos devanciers. Nous terminerons enfin cette courte notice par des relevés statistiques sur la dernière invasion du choléra-morbus.

Époques et Événemens principaux [1].

1008. — En l'an 1006, la famine et la peste régnaient dans les Pays-Bas; l'année suivante, Valenciennes est assié-

(1) On pourra toujours consulter avec beaucoup de fruit l'article chronologique des épidémies, publié par M. *Arthur Dinaux*, dans le tome II des *Archives du Nord*.

gée par Henri, duc de Bavière, roi de Germanie, afin de rétablir dans ses droits le comte Arnoul, qui avait été dépossédé par Bauduin-le-Barbu, comte de Flandres. Le siége dura longtems, et la ville résista avec courage. Les deux combattants finirent par s'arranger. En l'an 1008, la peste éclata à Valenciennes, et, comme disent les historiens, elle raffla tant de monde que l'on pouvait plus aisément tenir compte des vivants que des morts. Selon les uns, elle enleva sept à huit mille âmes, selon les autres, seize mille.

1056. — L'Empereur arrive avec son armée en Hainaut, pour faire la guerre aux Bauduins de Lille et d'Hasnon, qui avaient ravagé les Pays-Bas. Il campa près de Maing, et commit d'horribles désastres. Sur ces entrefaites, la peste éclata et les villes de Mons et de Valenciennes furent celles qui souffrirent le plus du fléau qui ravageait le pays.

1094. — Apparition d'un dragon de feu qui épouvanta les peuples qui furent chatiés de la peste.

1129-30. — Guerre sanglante dans le Hainaut entre Bauduin IV et Guillaume-le-Normand, prétendant au comté de Hainaut, et soutenu par Louis-le-Gros, roi de France.

1226. — Rentrée des Croisades. — L'auteur de l'histoire de Mons dit qu'une peste survint en 1234. Il y eut, dit-il, de faux soleils; puis une gelée si excessive que les animaux de toute espèce en perdirent la vie: elle commença le 1er janvier. Les blés furent tous glacés, et toutes autres choses nécessaires à la vie, ce qui causa une horrible famine qui contraignit les hommes à brouter l'herbe comme les animaux. La peste s'ensuivit, et fit un ravage effroyable dans ce pays et dans toute la France.

1272. — Peste.

1291. — Différend entre le comte Jean et les bourgeois de Valenciennes: ceux-ci chassent les gens du comte, et élèvent deux tours pour se défendre. Le comte fortifia son château près la porte d'Anzin, et les bourgeois l'attaquèrent sans succès.

1316. — Horrible comète, grande humidité, et tous les fruits de la terre en sont pourris; peu après, la famine et la peste ravagent le pays. Les pauvres mouraient dans les rues à tas et à monceaux, disent les mémoires de ce temps-là, et Massé écrit que la troisième partie des hommes en mourut.

1349. — Guerre sanglante entre Marguerite de Hainaut et son fils. Un fléau plus terrible que la guerre arriva. Jamais il n'y avait eu de peste plus furieuse et plus meurtrière que celle de 1348 ; elle fut universelle dans tout notre hémisphère ; il n'y eut ni ville, ni bourgade, ni maisons, qui n'en fussent frappées. C'est la première invasion connue du choléra-morbus en Europe ; la maladie durait au moins cinq mois en sa force dans le pays où elle commençait de s'allumer. Ceux qu'elle traita moins cruellement, sauvèrent à peine le tiers de leurs habitans ; mais à plusieurs, elle n'en laissa que la quinzième et la vingtième partie. On dit que Mons et Valenciennes perdirent vingt mille hommes, sans y compter les gens de la campagne.

1422. — Peste considérable, qui enlève tous les religieux du monastère de St.-Jean de Valenciennes. Les uns attribuèrent le développement de cette épidémie aux sécheresses, les autres aux immondices qui infectaient les maisons.

1514-15. — Peste qui dure pendant trois ans consécutifs et commet d'affreux ravages.

Un magistrat, Pierre d'Onnaing, trépassa le jour de la Toussaint de la maladie contagieuse, car alors, dit Simon Leboucq, peste grande régnait à Valenciennes.

1522. — Les troupes de Charles-Quint sont à Valenciennes ; tandis que François Ier, était sur les rives de l'Escaut ; il ne tarda pas à se retirer en Picardie, après avoir fait d'horribles dégats dans le Hainaut et l'Artois. En la même année, il y eut à Valenciennes un vaste incendie qui réduisit en cendres 600 maisons.

1554-55. — En 1553, la guerre éclata entre le roi Henri et le duc de Savoye. Celui-ci se retira dans le Hainaut, mit une partie de son armée dans Valenciennes, et se tint avec l'autre dans Famars, sur le mont Hauwis et au bois de Fontenelle. En 1554, le roi Henri entre dans Maubeuge et Bavay, fait mettre le feu dans tous les lieux des environs jusqu'à Mons, puis vient camper entre le Quesnoy et Valenciennes.

1571. — Un peu avant cette époque, le protestantisme est prêché à Valenciennes et dans le Hainaut. Les prédicants ont bientôt de nombreux sectateurs. La ville est assiégée et réduite par le seigneur de Noircarmes.

1581. — Alexandre Farnèse, prince de Parme, gouverneur des Pays-Bas, lève le siége de Cambrai et se replie sur Valenciennes, avec son armée. L'ennemi ravage les environs.

1596-98. — En 1595, les Français font de grands ravages en Hainaut. Henri IV, reconnu roi de France, porte la guerre dans les Pays-Bas Espagnols. Jean de Maisnière, magistrat, trépassa le 27 de juillet 1597, de la maladie contagieuse.

1603. — Plusieurs magistrats sont victimes de la maladie régnante.

1613. — Peste dans Mons et Valenciennes; on oublie les mesures hygiéniques les plus nécessaires, seulement on institue des commissions qui doivent veiller à l'enterrement et donner soin aux pestiférés.

1627. — Guerre rallumée entre Philippe IV, roi d'Espagne et la Hollande. La désolation se répandit dans le pays, car cette guerre nécessita de grands sacrifices. La misère était si pressante parmi les troupes, que le soldat mourait de faim. De plus, la noblesse était aux abois et le clergé dans l'oppression.

1636. — Mouvements de troupes continuels, cruautés des soldats, peuples persécutés, tels sont les événements qui dominent sous le règne de Philippe IV, roi d'Espagne, et comte de Hainaut. Vers 1638, on élève à Mons un hôpital consacré spécialement aux pestiférés, proche le village d'Hyon, sur une partie de pré.

1667. — Guerre entre Louis XIV et l'Espagne. Peste terrible qui ravage Valenciennes et lui enlève 16,000 personnes environ, ce qui paraît un peu trop, dit un historien du temps, puisqu'alors plus de la moitié de la ville y serait passée.

La guerre et la peste sont deux fléaux qui malheureusement marchent trop souvent ensemble..... Ne soyons donc pas surpris de voir cette innombrable série d'épidémies qui, comme un immense linceul, se sont lugubrement répandues pendant trois siècles consécutifs sur toute la surface de notre pays. Si vous parcourez les annales historiques depuis le 15e siècle jusqu'au 17e inclusivement, vous trouvez que la Flandre et le Hainaut, contrées limitrophes, n'étaient qu'une espèce d'arène, qu'un vaste champ clos, dans lequel des princes puissants poussaient des armées plus puissantes encore, et où se vuidaient par le sort des armes les destinées des nations. Puis venaient toutes les cruelles représailles de la guerre: les massacres, les pillages, les incendies, etc., et tous les déplorables désastres commis par les vainqueurs et les vaincus, comme si l'union des peuples ne devait se cimenter qu'avec des flots de sang !!!

Il est fort probable que les écrivains ne nous auront pas transmis la relation complète de toutes les épidémies qui ont régné dans nos contrés. Le tableau ci-dessus le prouve d'une manière péremptoire. En effet, de l'an 1008 à 1300, nous trouvons à peine quelqu'invasion de peste, tandis que de cette époque à 1700, le fléau exerçait ses ravages au moins huit à neuf fois dans l'espace d'un siècle. Malgré tous les éloges que certains critiques ont si fastueusement décerné au bon vieux tems, il est positif que des maladies mortelles menaçaient plus souvent les populations qu'aujourd'hui. Considérez en effet le budget nosologique de nos ancêtres : la peste était presqu'endémique, et vers 1300, Louis VII faisait un legs en faveur de deux mille léproseries, car les malheureux atteints de cette maladie étaient fort nombreux au retour des Croisades, etc., etc.

Valenciennes, ancienne capitale du Hainaut, est située dans une vallée assez profonde, et arrosée par l'Escaut et la Rhonelle. Au nord, elle était bordée par de vastes marais qui s'étendaient depuis le pied de ses murailles, jusqu'à plusieurs lieues; au levant et au midi, par de riantes et vastes campagnes garnies de moissons de toute espèce; au couchant, par une forêt qui portait le nom de bois de Bonne-

Espérance et qui se réunissait au bois de Raismes et de St.-Amand; jusqu'au siècle de Louis XIV, où Vauban fit prévaloir le système de fortifications moins élevées, de hautes murailles crenelées et flanquées de tours, entouraient son enceinte. Les constructions de nos ancêtres étaient moins commodes que les nôtres. Généralement la bâtisse se faisait presque tout en bois et se recouvrait en ardoises. Les habitations étaient assez élevées et fort souvent deux maisons placées en face se touchaient presque vers leur extrémité. Quelques vieux échantillons de cette architecture patriarchale décorent aujourd'hui notre grande Place, et à Rouen une rue toute entière offre encore cette étrange curiosité. Les fenêtres étaient étroites et de petits vitrages en plomb permettaient à peine aux rayons de soleil de pénétrer dans les habitations. De petites lucarnes laissaient passer un mince courant d'air, et pourtant lorsque le soleil était dans toute sa force et dardait sur toutes ces surfaces ardoisées, la chaleur devait être insupportable dans les appartements. Les rues étaient un peu tortueuses, mal pavées (1), moins larges et moins propres qu'aujourd'hui. Des eaux fétides, croupissantes, surchargées de boues et de matières animales en décomposition, donnaient naissance à des émanations méphitiques........
Il y avait plusieurs hôpitaux qui étaient incomparablement moins bien tenus et administrés qu'aujourd'hui. Les cimetières (2) se trouvaient dans la ville, et les corps des notables étaient enterrés dans les églises, où une foule empressée à écouter les prédications fréquentes de leurs pasteurs, allaient respirer un air infecté et corrompu, non seulement par la grande réunion des individus, mais encore par les gaz émanés des cadavres en putréfaction (3).

---

(1) Ce fut, comme tout le monde sait, sous le règne de Philippe Auguste, qu'on commença à paver les rues de Paris.

(2) Une ordonnance du 10 mars 1776, porte défense d'enterrer dans les églises et chapelles, à l'exception des seigneurs et des ministres du culte. Deux ans plus tard, le 10 février 1778, le roi publie un arrêt par lequel il délégue des experts et des médecins qui doivent apprécier tous les inconvénients des cimetières trop étroits et entourés d'habitations.

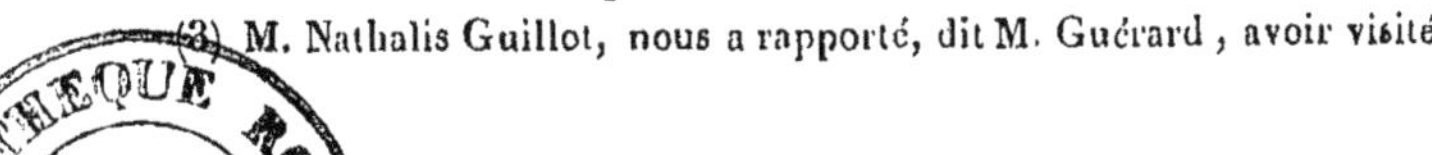

(3) M. Nathalis Guillot, nous a rapporté, dit M. Guérard, avoir visité

Quant à la température, elle était à peu près la même qu'aujourd'hui, puisque les historiens rapportent qu'on y faisait la vendange, et un commerce de vins. Je ne sais s'il existait à cette époque des établissemens de bains si nécessaires à la santé.

Quand le médecin veut pénétrer consciencieusement tous les mystères qui environnent l'origine des maladies, il rencontre dès ses premiers pas tant de difficultés, tant d'élémens obscurs, tant d'effets sans cause apparente, qu'il est forcé de rebrousser chemin et de confesser humblement son ignorance. L'étiologie pathologique est le choléra-morbus de l'art de guérir. Qui serait assez téméraire pour oser soutenir qu'il sait sûrement apprécier les causes essentiellement productrices des diverses épidémies? qu'il soumet à une analyse rationnelle tous les agents modificateurs tellement subtils qu'ils impriment à l'organisme des changements si profonds et si dissemblables!!! Non, la science, malgré tous les progrès qu'elle a faits dans ces derniers temps, malgré tous les services qu'elle a incontestablement rendus à l'humanité, n'est pas encore parvenue à décomposer les miasmes delétères répandus dans l'atmosphère. Puis chaque maladie épidémique n'emporte-t-elle pas avec elle sa spécificité, son cachet d'originalité? Et il n'est pas plus permis d'établir de rapport entre la rougeole et le typhus qu'entre la variole et la syphilis. Supposons, pour un moment, que la chimie soit parvenue à l'aide d'un réactif à apprécier la nature des effluves miasmatiques, croyez-vous que la question sera tout-à-fait éclairée? Il serait encore difficile pour l'observateur le plus attentif de débrouiller toutes les autres influences étiologiques, et malgré toute la pénétration de son esprit, il ne pourra percer le voile épais dont la nature se couvre quel-

---

à Rome l'église de Sancta-Maria-in-Lucina, où l'on a encore conservé l'usage d'inhumer les morts. Le sol est ondulé par les soulèvements qu'y produit l'expansion des gaz des corps qui se pourrissent au-dessous de la surface. L'odeur la plus infecte est répandue dans tout l'édifice, et l'opinion des médecins de la ville, est qu'il suffit d'y séjourner quelque tems pour contracter des fièvres graves, (*Thèse pour le concours d'hygiène*).

quefois, sera forcé d'épier, si l'on peut ainsi dire, toutes les ruses de la maladie, de soumettre à un contrôle minutieux les phénomènes en apparence les moins importants. Ce sera pour lui une bien douce récompense de ses soins continuels et de ses veilles assidues, s'il parvient à connaître la marche de l'ennemi qu'il combat, et à le faire débusquer du poste qu'il occupait. Que dire de ceux qui font précéder toutes les descriptions morbides d'un attirail étiologique, qui parade avec autant de vérité devant la description symptomatique de la peste que devant celle de la scarlatine. Nous dirons avec Sydenham, que ce sont là de vaines et mensongères spéculations. « Il est absolument impossible, ajoute » l'Hippocrate anglais, qu'un médecin connaisse les causes » morbifiques qui n'ont aucun rapport avec les sens ; mais » aussi cela n'est pas nécessaire. Il lui suffit de savoir quelle » est la cause immédiate de la maladie, quels en sont les effets et les symptômes, pour être en état de distinguer exactement cette maladie d'avec une autre qui lui ressemble. » Il est cependant certaines causes dont les effets sont tellement palpables, qu'elles n'ont pu toujours échapper à l'œil attentif de l'observation. Ce sont de celles-là que nous avons l'intention de parler ici.

Quand on jette les yeux sur le tableau que nous avons tracé ci-dessus de la ville de Valenciennes, il n'est pas permis, même à l'esprit le plus scrupuleux, de ne pas trouver une foule de causes d'insalubrité. La hauteur des murailles qui entouraient la ville, des rues tortueuses et étroites, des maisons élevées et se touchant presque vers leur extrémité, empêchaient le renouvellement de l'air et la pénétration de la lumière ; ce qui ne manquait pas de donner au sol une humidité constante ; puis on trouvait des coudes, des angles, des impasses qui s'opposaient aux courants d'air ; de là, la concentration des miasmes qui s'exhalaient sans cesse de la fange boueuse des ruisseaux. A cette époque reculée, le nettoyage des égouts, l'enlèvement des immondices, ne se faisaient pas avec autant de régularité qu'aujourd'hui. Le manque de fontaines, les émanations incessantes de cimetières souvent trop étroits, la misère plus grande de la classe pauvre, la famine qui ravageait assez souvent tout le monde, et les guerres meurtrières et nombreuses que l'on avait à soutenir, étaient des causes suffisantes pour activer le développement de la peste, et pour en expliquer aujourd'hui la fréquence. En temps de guerre, les ennemis ravageaient et brûlaient les villages voisins, et les rues étaient jonchées de pauvres villageois qui, comme le dit d'Oultreman, n'avaient point de couvert. Le nombre plus considérable des édifices et des églises, les vastes terrains réservés aux monastères devaient restreindre les habitations et produire une espèce d'encombrement très pernicieux ; les progrès qu'a faits l'agriculture ont aussi contribué à la diminution des émanations putrides. Quant aux diverses influences des révolutions météorologiques et des variations de température, les élémens que nous possédons sont insuffisants pour que nous puissions en apprécier ici toute l'importance. A l'extérieur on remarquait aussi divers foyers d'infection. Au Nord, on trouvait d'immenses marais qui devaient pendant les chaleurs de l'été donner naissance à des effluves miasmatiques ; car à cette époque on ne connaissait pas les moyens de dessécher ces lieux humides; aussi les détritus déposés sur la plage et exposés aux rayons ardents du soleil se décomposaient, et leur putréfaction donnait naissance à des gaz delétères. Au couchant, on remarquait le bois de Bonne-Espérance qui devait aussi empêcher la rapidité des courants d'air, augmenter et concentrer l'humidité ; puis les feuilles mortes et d'autres débris végétaux devaient en se putréfiant augmenter les causes déjà si nombreuses d'insalubrité. Valenciennes, de plus, dans certains tems, était une ville franche, une espèce de république où abondaient une foule d'étrangers et d'inconnus qui pouvaient apporter avec eux des miasmes épidémiques et infecter toute la ville. Les cruelles anxiétés de la peur faisaient aussi de nombreuses victimes (1). Mais à toutes ces causes qui devaient infailliblement alimenter la peste, on doit en rallier d'autres plus funestes que cel-

---

(1) C'est ce que l'on a pu remarquer dans la dernière invasion du cholera-morbus.

les que nous venons d'analyser. Tout le monde s'empressait de fuir le fléau (1) et les malheureux pestiférés, excités par un délire furieux; tombaient morts au milieu des rues, et encombraient de leur cadavre la voie publique. C'était certainement là un foyer d'infection plus terrible que les autres, car la putréfaction survenant très rapidement, des miasmes mortels ne tardaient pas à se répandre dans l'atmosphère, et allaient empoisonner les quartiers les plus salubres de la ville.

Quoique la science ait une allure moins libre que l'histoire, le devoir nous impose de ne point suivre pas à pas la sévérité scientifique et de narrer ici une anecdote touchante qui a, sous certains rapports, trait au chapitre que nous traitons : « Des religieux du Tiers-Ordre, établis de-
» puis quelque temps dans le village de Brugelettes, près
» d'Ath, furent transférés à Mons, par la dame de Chièvres
» qui acheta l'hôtellerie de Bonne-Agace (dont la rue porte
» le nom et le couvent celui de Ste.-Croix de Mons.), pour
» y bâtir un couvent au dévot frère Alard, son confesseur;
» les Magistrats les admirent à condition d'assister et d'en-
» terrer les pestiférés. La Providence fournit à leur zèle un
» sujet d'exercer leur charité par une très-violente peste qui
» arriva en l'an 1530. Ils moururent tous, excepté un seul,
» dans cet exercice si chrétien et si généreux comme des
» martyrs de la plus ardente charité. » (2) Noble et courageux dévouement vraiment digne d'un meilleur sort !!! Le couvent demeura désert jusqu'en 1587.

Maintenant que nous avons étudié l'influence des diverses causes nosocomiales qui régnaient jadis à Valenciennes, pou-

---

(1) Que de cruautés atroces dans ces tems de malheur, et sur lesquelles l'histoire garde un silence presqu'absolu !! Elle nous révèle pourtant que maintes fois, on jetait dans les tombeaux et charniers publics des pauvres pestiférés qui respiraient encore!! La compassion était paralysée par les ravages du fléau !!

(2) Ce fait prouve combien étaient fréquentes les invasions de peste, et quel était le sort réservé aux hommes assez généreux pour porter quelques secours aux malheureux agonisants !!!

vons-nous avancer d'une manière positive, irrécusable, qu'elles ont suffi pour développer ces pandémies meurtrières qui, dans les tems passés, rayonnaient dans toutes les directions et allaient repandre la terreur sur le monde entier. Personne n'ignore que la peste s'observe principalement dans les climats chauds et malsains, où des matières animales et végétales sont soumises à une décomposition active et donnent naissance à des miasmes particuliers qui ne tardent pas à altérer l'atmosphère et à faire sentir toute leur funeste influence (1). Eh bien ! supposez que par un concours de circonstances tout-à-fait fortuites et contraires aux lois de l'hygiène, il se développe une quantité donnée de gaz délétères, qu'un air stagnant et encaissé soit intimement mélangé avec ces miasmes, vous voyez bientôt naître ces affections terribles qui ont si souvent régné dans les XVe et XVIe siècles. C'est ce qui est arrivé du reste pour la capitale des îles Britanniques. Londres était jadis une ville malsaine, et conséquemment fort fréquemment ravagée par la peste...... Un incendie la réduisit presque totalement en cendres, elle fut reconstruite d'après un plan plus en rapport avec les lois de la santé. Les maladies épidémiques ne vinrent plus que fort rarement affliger ses habitants. On a objecté que l'atmosphère de certains quartiers de grandes villes, où certains genres d'industrie utilisent des débris d'animaux, étaient sans préjudice infectés d'odeur presqu'insupportables. Mais cette source d'émanations putrides est le plus souvent exposée sur une éminence ou des vents rapides divisent et dispersent les miasmes dans une grande masse d'air et neutralisent leur action si funeste.

Maintenant se présente une question plus délicate ? était-ce seulement sous l'influence de causes générales ou propres à la localité que la peste se développait ? C'est là un problème d'une grande difficulté et qui est encore loin d'être résolu.... Car n'a-t-on pas observé maintes fois que le fléau ravageait des villes et des hameaux d'une salubrité reconnue

(1) La peste dut souvent son origine à la putréfaction des sauterelles qui couvraient la terre de l'Egypte.

et respectait les cités les plus malsaines. C'est là une bizarrerie des agents épidémiques qui n'a pas encore reçu et qui ne recevra peut-être jamais d'explication plausible. Acceptons les faits tels qu'ils sont, sans nous amuser, pour éclairer les mystères si profonds de la nature, à broder à l'aide de notre imagination de vaporeuses hypothèses trop souvent démenties par l'observation !!!

Il est convenable, je pense, d'exposer du mieux qu'il nous sera possible, quel était le mode de développement de propagation de la peste ? Cette affection était-elle contagieuse, ou bien rencontrait-elle dans les diverses localités où elle exerçait ses ravages une constitution atmosphérique capable de lui donner naissance ? C'est là une question tellement litigieuse qu'elle divise aujourd'hui la corporation médicale en deux camps. Les uns sont contagionistes, c'est-à-dire qu'ils prétendent que la peste ne se produit que par le contact d'un individu pestiféré ou d'un objet lui ayant appartenu. De cette opinion, découlent logiquement les cordons sanitaires, les lazarets, les quarantaines, etc. Les autres sont anti-contagionistes, c'est-à-dire qu'ils pensent que l'air est le véhicule des miasmes pestilentiels, qui, se trouvant en rapport avec la muqueuse bronchique et pulmonaire, ne tardent pas à être absorbés, et à altérer le rouage de l'organisme. Ici proscription des mesures sanitaires, dont nous avons parlé ci-dessus, dispersion des individus contaminés, afin d'empêcher la concentration des miasmes. Des deux côtés se trouvent des autorités recommandables, notre devoir nous commande de rapporter les faits, car c'est avec le flambeau de l'impartialité que nous voulons éclairer notre conviction sur cette question importante.

Le 8 de juillet 1615, la peste fut apportée dans Mons par une femme de Wesel, elle y fit des ravages si terribles qu'en moins de trois mois, elle enleva plus de 1,500 personnes de tout âge.... on ne voyait de toutes parts que des morts et mourants !!! Pringle rapporte qu'une tente qui avait servi à couvrir des militaires attaqués de la fièvre d'hôpital ou typhus, dans leur transport sur des bateaux, fut donnée à 24 ouvriers, à Gand, pour être raccommodée ; dix-sept de ces malheureux moururent du typhus.... Vers 1667, La peste fut apportée à Tournay, par un négociant de Marseille, les habitans de l'hôtel où il était descendu ne tardèrent pas à éprouver son malheureux sort, et par suite le fléau s'étendit sur toute la cité et ravagea le tiers de la population. Voilà les faits sur lesquels s'appuient aujourd'hui les contagionistes. La plupart des auteurs anciens déclarent que la peste est contagieuse, et de nos jours plus d'un homme de mérite a reçu cette assertion comme une religion. Mais des hommes courageux, et guidés seulement par le désintéressement et l'amour de la vérité ont sapé avec des expériences décisives l'édifice fantastique de la contagion. Desgenettes, Chervin, Clot-Bey et d'autres ont impunément touché des pestiférés. Ils ont reconnu que les lazarets et les quarantaines, et tout le système de cordons sanitaires promulgués par Fracastor, et déjà si puissamment modifié aujourd'hui, loin d'être un préservatif contre la maladie, n'était rien moins qu'un foyer d'infection, que la dispersion des malheureux pestiférés et d'autres moyens hygiéniques devaient être préférés à toutes ces mesures qui n'ont de vraiment sanitaire que le nom. Honneur à ces hommes vraiment philantropes !! Honneur à ceux qui ont bénévolement exposé leur vie pour le triomphe de la vérité !!!

Mais comment expliquer l'histoire du développement des pestes qui ont jadis décimé les peuples, et qui ont été fort souvent transportées a des distances immenses par des corps réputés *contumaces*. Tout le monde sait combien les gaz pestitentiels sont subtilement mortels, je ne puis m'empêcher d'en rapporter ici un exemple frappant : « L'un des fils de » J. P. Franck, après s'être livré à quelques fatigues pen- » dant la nuit, arrive le matin à l'hôpital, près du lit d'un » homme attaqué de typhus ; dans ce moment on découvre » le malade, l'effluve qui s'échappe de son corps, frappe le » jeune étudiant comme un coup de pistolet ; il se met sur » le champ au lit pour n'en plus sortir ; peu d'heures suffi- » rent pour qu'il fut enlevé à son père et à la science qu'il » eut honoré. » Supposez qu'une personne vienne à respirer ces gaz renfermés dans une étoffe, la maladie pestilentielle ne tardera pas à se déclarer, l'individu affecté deviendra un véritable foyer d'infection, bientôt ceux qui ont respiré les gaz qui émanaient de son corps ne tardèront pas à payer le fatal tribut, et l'oubli des mesures hygiéniques augmentant avec les ravages du fléau, toute la ville sera décimée par la maladie. Une autre preuve que la contagion n'est pas le mode principal de la peste, c'est que dans une ville infectée, certains individus guidés seulement par les vues étroites de l'égoïsme et de leur propre conservation, oublient tout à fait leurs semblables, et même leurs proches, se barricadent impitoyablement dans leur domicile, et la mort vient pourtant, malgré tous leurs soins, les trouver dans leur retraite où ils se croyaient à l'abri de tout danger !! Les contagionistes eux-mêmes, convaincus par l'expérience avouent: » qu'un air stagnant, surchargé d'exhalaisons qui lui sont » étrangères, d'effluves marécageux, réunit pour ainsi dire » les malades avec les sains ; qu'il fait l'effet de contact im- » médiat, et qu'il n'est qu'un trop bon conducteur de la » contagion. De là vient que dans les hôpitaux et dans tous » les lieux renfermés, cette masse d'air qui n'est pas renou- » velée, et qui retient dans son sein comme dans une épon- » ge toutes les émanations des corps vivants, a plus d'une » fois communiqué le typhus aux étrangers qui n'avoient fait » qu'entrer dans les salles. »

Voyez encore ce qui est arrivé en Allemagne lors de la dernière invasion du Choléra-Morbus. Certaines villes avaient établi des cordons sanitaires pour s'exempter de la terrible maladie. Les désastres qu'elle produisit furent plus nombreux qu'ailleurs, et ne tardèrent pas à faire reconnaître tous les mauvais résultats de cette espèce de séquestration, et la fâcheuse influence de ces jalons réputés anti-putrides !!!

Nous est-il possible, après cette analyse, de formuler ici notre conviction d'une manière positive? Quoique les hommes les plus recommandables s'enrôlent chaque jour sous la bannière des anti-contagionistes, il nous sera permis, à nous, qui n'avons pas vu les faits, d'avoir quelque circonspection, de conserver quelqu'hésitation sur une question aussi capitale.

Symptômes de la peste. — Le cadre de cet article ne comportant pas une analyse détaillée de tous les phénomènes symptômatiques de la peste observés par les auteurs...... Nous allons seulement en tracer ici les principaux caractères. La maladie débute ordinairement par un frisson suivi de chaleur et de moiteur. Puis il y a grande prostration des forces, et les pauvres malades, comme dit Ambroise Paré, sont tant débiles, et affaiblis, qu'on estimerait qu'ils auraient été vexés de quelque grande maladie. Etat d'inquiétude, de désespoir ; parfois indifférence, hébétude très-prononcée, réveil étonné, rêves d'objets sinistres, etc. Bientôt viennent des syncopes, de la petitesse et de l'inégalité du pouls, éruption de pétéchies, facies injecté et présentant un aspect d'étonnement et de stupeur ; les yeux sont rouges et larmoyans. Ouïe d'une sensibilité exaltée, altération du goût, insensibilité du toucher, carphologie. Bientôt la scène change : des démangeaisons viennent par tout le corps ; facies de couleur plombée, yeux livides étincelants, comme pleins de sang ; le tour de paupières est noir, battements de cœur violens, étouffements avec expectoration muqueuse et sanguinolente, langue sèche et noire, soif ardente, refroidissement à l'extérieur avec sensation d'un feu dévorant à l'intérieur. Vomissements de sang ; céphalalgie très-intense, délire furieux. Certains individus s'enfuient tout nus et se précipitent de leurs fenêtres et dans les rivières. Eruption de tâches par tout le corps avec des sueurs d'une odeur infecte. Les urines offrent tantôt un aspect sain, d'autres fois, elles sont jumenteuses et gluantes. Eruption d'anthrax et de bubons. Les anthrax se manifestent sur les parties découvertes, au visage, à la poitrine, etc. ; les bubons se manifestent principalement aux aines et aux aisselles, etc. Tel est le tableau sommaire des phénomènes morbides qui ont été décrits plus longuement par les auteurs, et que l'on peut du moins en partie, attribuer à d'autres maladies qu'à la peste. (1) En ef-

(1) Dugardin qui a observé la peste à Douai vers 1619 et Englelbert Lamelin, qui a vu celle qui régnait à Valenciennes vers 1625, ont décrit une maladie dont les symptômes sont parfaitement en rapport avec ceux de la peste.

fet, quand on jete les yeux sur les divisions du cadre nosologique, on trouve que certaines maladies ont une affinité remarquable, une espèce de parenté vraiment surprenante. Quel rapprochement n'observe-t-on pas entre la fièvre typhoïde, les diverses espèces de typhus, la peste, la fièvre jaune, la fièvre bilieuse des pays chauds, et le choléra indien. Les symptômes offrent une connexité frappante : des altérations spéciales naissent dans la muqueuse du tube digestif, ou bien ces voies sont le siége de désordres fonctionnels plus ou moins marqués. Assurément l'on se tromperait souvent si l'on voulait établir une ligne de démarcation exacte entre ces affections, car la nature montre par des variétés continuelles toute l'affinité qui unit ces diverses maladies. Il serait trop long d'établir ici tous les rapprochements pathologiques que l'on pourrait énoncer à ce sujet, on comprendra facilement que la distance qui sépare la dothienenterie de la fièvre jaune, peut fort bien dépendre des diverses influences atmosphériques auxquelles nous ne sommes point soumis dans nos climats tempérés.

Prophylaxie. — Nous avons relaté ci-dessus les différentes causes qui pouvaient alimenter si non engendrer la peste ; il nous reste maintenant à étudier l'action des divers remèdes employés par nos pères pour se préserver et se guérir de ses cruelles atteintes. Le premier précepte recommandé par les anciens médecins, c'est de fuir bien loin du lieu infecté, si cela est impossible il faut observer deux choses : c'est de se fortifier le corps par un bon régime, une purgation ou une saignée s'il en est besoin. Il faut ensuite aërer la maison, la parfumer, et y faire bon feu. On recommandait, en outre, de poser au milieu des places quelque réchauffoir ou quelqu'autre foyer dans lequel on jetait du sel, de l'encens de la résine, etc., etc., et mille autres substances à peu près analogues, qui, loin de purifier l'atmosphère, le surchargeaint de vapeurs étrangères et ne faisaient par conséquent qu'accroître son insalubrité. Hippocrate avait fait cesser à Athènes une peste terrible en faisant allumer de grands feux dans les rues, et comme on le conçoit il ne manqua pas par la suite de trouver une foule d'imitateurs empressés....

Malheureusement les grands feux furent loin d'avoir toujours un aussi heureux succès, et furent souvent sans action sur les miasmes pestilentiels. L'histoire rapporte cependant quelques cas où l'emploi de ces moyens fut couronné du plus heureux résultat. « Levinus Lemnius (livre II, *de occultis* » *naturæ miraculis*), dit que la peste étant à Tournay, les » soldats pour y remédier, mettaient de la poudre à canon » sans boulets dedans les pièces d'artillerie, qu'ils destâ- » chaient la nuit, et sur le point du jour. Aussi par ce son » violent et odeur fumeuse, la contagion de l'air et la ville » furent délivrées de la peste. » — La ville de Rhinberbeck, en Hollande, était assiégée par Mendoze, général espagnol, et de plus ravagée par la peste. On fait tirer à boulets rouges sur la ville, l'un d'eux pénètre dans le magasin à poudre et le fait sauter. La raréfaction de l'air fut si grande que la contagion cessa dans l'instant. Malgré tout la ville fut obligée de se rendre. On portait aussi des sachets d'arsenic ou de tout autre poison, afin qu'il accutumât le cœur au venin, et que par ainsi il en fut moins offensé, d'autant, comme pensaient les anciens, que tous venins cherchent le cœur !! Quelles étranges divagations !! Le vulgaire nourrissait aussi un bouc dans la maison, car sa vapeur ayant empli le lieu qu'il habite empêche que l'air pestiféré n'y trouve place ; il ajoute encore une autre raison, si raison il y a, c'est qu'une mauvaise odeur chasse l'autre. Indépendamment de tous ces préjugés barbares et grossiers, on accordait une confiance illimitée à des recettes plus ou moins indigestes, bizarres et dans lesquelles entraient invariablement la bienfaisante thériaque, et d'autres plantes cordiales et aromatiques. Un autre fait qui prouve qu'on ne connaissait nullement à cette époque toute l'importance de l'hygiène, c'est que lorsque la peste régnait à Valenciennes, les prévôts et échevins de la ville firent établir deux lazarets, l'un situé dans les Marais de Bourlaing, et l'autre dans celui de l'Epaix !!! On conçoit facilement que tous ces préservatifs tant vantés et dont le moindre inconvénient est de ne pas préserver, étaient le plus souvent essentiellement nuisibles. Lorsque tous les secours humains avaient été inutilement employés, les populations sortaient processionnellement de leurs villes pour invoquer la bienheureuse intervention de la Providence. Ces nombreux déplacements produisaient parfois les plus heureux résultats.. .. et notre fête patronale fut instituée en l'honneur de la Sainte Vierge qui, comme tout le monde sait, délivra en l'an 1008 la bonne ville de Valenciennes d'une peste cruelle qui la ravageait.

Choléra. — La plupart des nosologistes modernes ont pensé que c'était pour la première fois que le Choléra Morbus Asiatique exerçait ses ravages en Europe, lorsqu'il se répandit sur nos contrées il y a quelque temps. L'histoire nous apprend que vers 1346, sous le nom de *peste noire*, cette affreuse maladie, déboucha de l'extrémité orientale de la Chine, et qu'en 1349, elle désola nos contrées. Notre intention n'est pas d'analyser ici les causes plus ou moins probables de son développement, ni de suivre pas à pas les progrès mortels de sa marche. Nous allons seulement relater ici le nombre des victimes qu'il a faites à Valenciennes lors de sa dernière invasion, et établir comparativement toute l'heureuse influence des moyens hygiéniques employés de nos jours.

RELEVÉ DES DÉCES. (1)

NOMBRE TOTAL DES DÉCÈS PENDANT L'ANNÉE 1831 : 687

PENDANT L'ANNÉE 1832 :	MALADIES accidentelles.	CHOLÉRA.	AUTRES maladies.
Garçons........	2	66	287
Hommes mariés.	»	69	78
Veufs..........	1	19	38
Filles..........	3	54	216
Femmes mariées.	»	54	76
Veuves........	1	46	87
	7	308	782
Total....		1097	

NOMBRE TOTAL DES DÉCÈS PENDANT L'ANNÉE 1833 : 686

(1) Ces relevés statistiques sont textuellement copiés sur ceux de l'Etat-Civil de Valenciennes.

Jadis, comme on a pu le voir ci-dessus, le développement de la peste était fort fréquent et ses ravages fort terribles. La moitié ou le tiers de la population était victime de son invasion ; tandis qu'aujourd'hui l'apparition d'une maladie pestilentielle est fort rare, et ses ravages beaucoup moins funestes. A quelles causes devons-nous donc attribuer cet heureux résultat ? Les progrès incessants de la civilisation, la culture plus répandue de l'esprit, les améliorations continuelles propagées dans l'agriculture, l'introduction de nouveaux produits dans l'alimentation, des logements plus salubres et mieux disposés, des vêtements plus convenables, une administration plus éclairée et plus sévère pour tout ce qui a trait à l'hygiène publique et privée, l'aisance devenue plus commune qu'autrefois, les disettes, les famines beaucoup plus rares sont incontestablement les éléments principaux de la disparition des épidémies qui désolaient les temps passés. C'est là la conséquence logique, irrécusable de l'étude à laquelle nous nous sommes livrés ci-dessus, à mesure que la barbarie s'efface, que l'intérêt général n'est plus ténébreusement sacrifié aux caprices insensés d'une ambition personnelle, en un mot que la condition matérielle des individus s'améliore, la maladie respecte presqu'entièrement le corps social ; elle s'amoindrit, se rapetisse, s'humilie comme un ennemi vaincu devant l'égide tutelaire et les dogmes bienfaisants de l'hygiène !!!

STIÉVENART,
Docteur-Médecin.

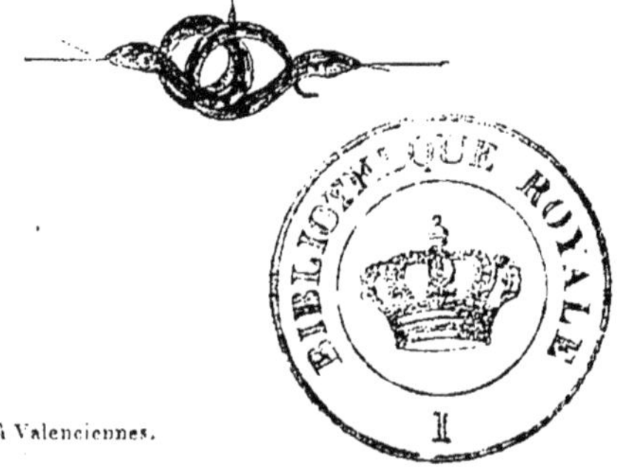

Imp. de A. PRIGNET, à Valenciennes.

www.ingramcontent.com/pod-product-compliance
Ingram Content Group UK Ltd.
Pitfield, Milton Keynes, MK11 3LW, UK
UKHW020412250726
13967UKWH00006B/2602

9 782012 93870